W0061232

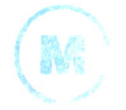

Kerstin Leppert
Nie mehr Schnupfen & Co.

Kerstin Leppert

Nie mehr Schnupfen & Co.

Yoga für das **Immunsystem**

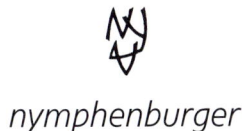

nymphenburger

„Fühle dich gut, tue Gutes und sei gut. Dies sind die einzigen Güter, die dir gehören; der Rest gehört dem Planeten Erde."
(Yogi Bhajan)

Kundalini Yoga kann in jedem Alter praktiziert werden. Üben Sie langsam und bewusst und beachten Sie Ihre körperlichen Grenzen. Obwohl die Übungen in diesem Buch von Autorin und Verlag sorgfältig geprüft sind, kann keine Garantie übernommen werden. Jegliche Haftung der Autorin bzw. des Verlages und seiner Beauftragten für Gesundheits- sowie Personenschäden bzw. den Nichteintritt des Erfolges ist ausgeschlossen. Bei akuten, fieberhaften Erkrankungen verzichten Sie auf das Training. Falls Sie unter chronischen körperlichen oder psychischen Krankheiten leiden, suchen Sie zuvor einen Arzt auf. Yoga ersetzt keine Diagnose und ist keine medizinisch gesicherte Therapie.

© 2009 nymphenburger in der
F.A. Herbig Verlagsbuchhandlung GmbH, München.
Alle Rechte vorbehalten.
Umschlaggestaltung: Atelier Sanna, München
Fotos Innenteil: Kerstin Leppert
Fotomodell: Susanne Pfitzner
KRI-Prüfung: Wilfriede Magerfleisch
Satz: Walter Typografie & Grafik GmbH, Würzburg
Gesetzt aus: 10/14 pt. Optima
Druck und Binden: Offizin Andersen Nexö, Leipzig
Printed in Germany
ISBN 978-3-485-01194-5

www.nymphenburger-verlag.de

Inhalt

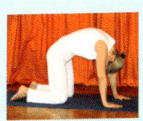
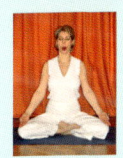
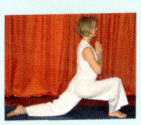

Wie uns das Immunsystem vor Krankheiten schützt

Husten, Schnupfen, Heiserkeit – wenn der Herbst mit nasskaltem Wetter kommt und die Sonne sich zunehmend hinter einem grauen Himmel versteckt, rollt regelmäßig eine Erkältungswelle auf Deutschland zu. Die Wartezimmer der Arztpraxen füllen sich mit Patienten und der Medikamentenverbrauch steigt proportional zu den Fehlzeiten am Arbeitsplatz. Die Symptome einer Erkältung hat bereits jeder am eigenen Leib erfahren: Halsschmerzen, Mattigkeit, Kopf- und Gliederschmerzen sowie Schüttelfrost und Fieber. Durchschnittlich dreimal pro Jahr „erwischt" es **Dreimal pro** uns Deutsche so richtig – den kleinen Schnupfen **Jahr „erwischt"** zwischendurch nicht mitgerechnet. Kinder erkran- **es uns** ken sogar noch häufiger: Bis zu zwölf Infekte mit hohem Fieber im Kleinkindalter gelten als normal.

Eine Erkältung heißt so, weil oft der Eindruck entsteht, sie sei die Folge von kalter Luft, Zugluft oder Verkühlung. Tatsächlich werden Erkältungen durch Viren ausgelöst, die über Hautkontakt oder über die Luft durch Tröpfcheninfektion übertragen werden. In den durch überheizte Räume und kalte Außentemperaturen gereizten Atemwegen können sich die Viren schnell vermehren und schon sind wir krank.

Wer unbeschadet durch die dunklen Monate von Oktober bis März kommt und nicht gar zum Winterende der gefürchteten echten Grippe zum Opfer fällt, darf sich glücklich schätzen. Doch hat es nur mit Glück zu tun, wenn man gesund bleibt? Nicht so sehr Fortuna, sondern vielmehr ein starkes Immunsystem entscheidet darüber, ob man krank wird oder nicht. Das Wort „Immunis" kommt aus dem Lateinischen und bedeutet „frei von, unberührt, unempfänglich". Aufgabe des Immunsystems ist es nämlich, den Körper frei von Krankheiten zu halten, ihn resistent gegen Viren, Bakterien und Gifte zu machen und vor dem Eindringen und der Ausbreitung von Krankheitserregern zu schützen.

Sobald wir mit Viren in Kontakt kommen, reagiert unser Abwehrsystem. Es bildet Antikörper gegen die organismusfremden Eindringlinge, die sogenannten Antigene. Dabei passt jeder Antikörper zu „seinem" Antigen wie ein Schlüssel ins Schloss: maßgefertigt und passgenau. So wird der Erreger erkannt und ausgeschaltet, bevor Krankheit entstehen kann. **Antikörper** Die Umgehensweise mit Erregern muss der Körper **verhindern** jedoch erst lernen. Daher werden Kinder zunächst **Krankheiten** häufiger krank – das Immunsystem von Kindern trainiert sozusagen in den ersten Lebensjahren, wie es Krankheitserregern am besten Paroli bietet. Stillen ist dabei die beste Mitgift für das kindliche Abwehrsystem: Sind Babys lange gestillt worden, ist ihr Immunschutz so gut, dass sie seltener krank werden.

Zur angeborenen Immunabwehr, über die jeder Mensch verfügt, kommt also im Laufe der Zeit die adaptive Abwehr, denn nach jeder Infektion bleiben spezifische Antikörper und Gedächtniszellen erhalten, die bei erneutem Kontakt mit dem Erreger schnell und effektiv reagieren. Ein gutes Immunsystem bekämpft diverse Krankheitserreger erfolgreich und kann einen Krankheitsausbruch entweder verhindern oder zumindest die Symptome mildern und die Krankheitsdauer verkürzen.

Die Immunabwehr ist ein Gemeinschaftswerk von Immunzellen, Organen (Thymus, Milz und Leber) und Geweben (Knochenmark, Lymphknoten, Mandeln und lymphatisches Gewebe des Darms) sowie dem Blut mit den weißen Blutkörperchen. Über ein ausgeklügeltes biochemisches System kommunizieren die Organe der Immunabwehr miteinander.

Haben Erkältungsviren es geschafft, in den Körper einzudringen, reagiert das Immunsystem im besten Fall mit Fieber. Fieber ist **Fieber verweist auf ein intaktes Immunsystem** Symptom einer Entzündung und deutet auf ein reaktionsfähiges Immunsystem hin, denn durch die Erhitzung werden körperfremde Stoffe unschädlich gemacht. Daher ist es bei Temperaturen bis 40 Grad Celsius auch nicht nötig, fiebersenkende Mittel zu verabreichen. Im Gegenteil – die Immunantwort des Körpers würde dadurch gestört, der im Körper ablaufende Prozess unterbrochen. Viel sinnvoller ist es, sich bei einer fiebrigen Erkältung ins Bett zu legen und dem Körper Zeit zur Regeneration zu geben, um aus

8

eigener Kraft gesund zu werden. Dies ist wesentlich besser, als die Hausapotheke zu plündern, die Symptome zu unterdrücken und sich wochenlang halb krank durch den Alltag zu schleppen. Viele Menschen nehmen jedoch im Laufe ihres Lebens so viele Medikamente und Mittelchen ein, dass die natürliche Abwehrreaktion gar nicht erst erfolgt. Besonders Antibiotika, die leichtfertig verschrieben werden – bei Virusinfekten überhaupt nichts nützen, und nur gegen bakterielle Infektionen wirken –, schwächen die körpereigene Abwehr. So verliert das Immunsystem seine Fähigkeit, angemessen zu reagieren: Je nach Ursache der Störung kommt es entweder zu einer zu schwachen oder einer fehlenden Immunantwort, auf lange Sicht sogar zu Immundefekten oder einer starken, überschießenden Immunreaktion – den Allergien oder Autoimmunerkrankungen.

Allergien als Folge eines schwachen Immunsystems

Doch nicht nur die leichtfertige und übermäßige Einnahme von Medikamenten schwächt das Immunsystem. Neben genetisch bedingten und von außen an uns herangetragenen Faktoren (z. B. Schadstoffen in der Umwelt), die unser Immunsystem täglich belasten, sind andere Störfaktoren „hausgemacht": Übermüdung und Dauerstress im Arbeitsleben, Missbrauch von Genussmitteln wie Alkohol und Nikotin, übertriebenes Sonnenbaden, starke Kälteeinwirkung oder gar Unterkühlung, einseitige und unregelmäßige Ernährung und sportliche Höchstleistungen, aber auch Bewegungsmangel. Vor allem in Kombination können

9

diese Faktoren das Immunsystem nachhaltig schädigen. Auch das Lebensalter spielt eine Rolle, denn ältere Menschen werden wieder häufiger krank, weil das Immunsystem im Laufe des Lebens nachlässt. Und natürlich ist auch die Jahreszeit von Bedeutung: Viren können sich im Winter besonders schnell verbreiten. Die Häufung von Erkältungen in der kalten Jahreszeit ist auf die erhöhte Keimzahl in Räumen zurückzuführen. Da wir uns die meiste Zeit in schlecht belüfteten, beheizten Räumen aufhalten, trocknen die Schleimhäute aus und Erreger haben so ein leichteres Spiel, sich zu verbreiten. Können Krankheitskeime die Eintrittspforten im Körper passieren, wird man bei niedrigen Außentemperaturen eher krank als im Sommer, denn durch Kälteeinwirkung wird die Immunabwehr des Körpers herabgesetzt.

Die Anzeichen für ein geschwächtes Immunsystem sind vielfältig Es gibt zahlreiche Anzeichen, auf körperlicher wie auf seelischer Ebene, die auf ein geschwächtes Immunsystem hindeuten: Depressionen, Pilzinfektionen, Zahnprobleme, schlecht heilende Wunden, Verdauungsstörungen mit Sodbrennen, Verstopfung, Durchfall, Geschwüre, Blähungen und Magenschmerzen, Allergien, chronische Müdigkeit, Überempfindlichkeiten gegenüber äußeren Einflüssen und Abhängigkeit von Zucker, Alkohol und Kaffee. Wer unter einer oder mehreren dieser Störungen leidet, sollte sein Immunsystem stärken.

Wie Sie mit Yoga Ihr Immunsystem stärken

Ohne ein starkes Immunsystem ist der Körper Krankheits-erregern also hilflos ausgeliefert. Doch was kann man tun, um die Abwehrkräfte zu stärken? Als Grundlage für ein gesundes Immunsystem gilt eine ausgewogene Ernährung, die alle für den Organismus notwendigen Stoffe wie beispielsweise Mineral-stoffe (besonders Eisen, Zink und Selen) und Vitamine enthält. Auf ausreichenden Schlaf sollte geachtet und chronischer Stress vermieden werden. Psychotherapeuten betonen, **Mineralstoffe** dass Methoden zur Stressbewältigung die Immun- **und Vitamine** abwehr stärken können. Naturheilkundlich orientier- **sind wichtig** te Mediziner empfehlen außerdem Maßnahmen zur Steigerung der Immunfunktion wie regelmäßige Bewegung, insbesondere sportliches Ausdauertraining sowie Abhärtung durch Sauna und Kneippsche Güsse.

Das alles ist auch Teil der Yogawissenschaft. Gerade Kundalini Yoga befasst sich seit jeher mit der Kunst, dauerhaft gesund an Leib und Seele zu bleiben. Es gilt als die Yogaform mit dem höchs-ten Heilungspotenzial und nimmt dank seiner schnell wirkenden spezifischen Anwendungsmöglichkeiten bei vielen Gesundheits-problemen eine wichtige Rolle ein. Kundalini Yoga steht in einer

Reihe mit Selbsthilfetechniken wie Akupressur, therapeutischer Massage und Kräutermedizin. Wie Akupunktur arbeitet Yoga mit menschlicher Energie, die mit wissenschaftlichen Methoden zwar noch nicht messbar, am eigenen Leib jedoch erfahrbar ist.

Hauptmotor menschlichen Antriebs ist die Lebensenergie, auch Prana genannt. Prana ist zuständig für die Kontrolle von Körpertemperatur, Kreislauf und Herzschlag sowie die Reinigung durch die Lungen. Herz und Zwerchfell, die beiden Organe, die die Atmung kontrollieren, werden von Prana angetrieben. In erster Linie wird die Lebensenergie durch die Nasenatmung aufgenommen. Dabei energetisiert Prana die Hauptenergiekanäle Ida, links der Wirbelsäule, und Pingala, rechts der Wirbelsäule. Diese Energiekanäle sind mit Meridianen vergleichbar: Ida ist zuständig für die Mondenergie, das weibliche, reinigende Prinzip, und Pingala für die Sonnenenergie, das männliche, aufbauende Prinzip. Daneben durchziehen viele andere Energiekanäle den Körper. Durch langes, tiefes Atmen verbunden mit Übungen, Körperbeherrschung und Konzentration können Sie Ihr Prana erhöhen und damit für mehr Kraft, Gesundheit und Ausstrahlung sorgen.

Tiefer Atem erhöht die Lebensenergie

Im Folgenden geht es darum, mit natürlichen yogischen Methoden das Immunsystem zu stärken, um seltener und wenn, dann weniger heftig, zu erkranken. Praktische Tipps und Anleitungen für ein regelmäßiges Yogaübungsprogramm bilden dabei den Kern. Um ein starkes Immunsystem aufzubauen, sind Disziplin und der Wille zur Veränderung erforderlich. „Selbstdisziplin ist kein Projekt. Es ist eine Notwendigkeit menschlichen Lebens", so Yogi Bhajan.

Beginnen Sie noch heute mit dem Programm zur Steigerung Ihrer Abwehrkräfte: Treffen Sie eine Verabredung mit Ihrem „wahren Ich", im Yoga „Sat Nam" genannt, und ziehen Sie sich auf Ihre Yogamatte zurück. Stöpseln Sie Ihr Telefon aus, schaffen Sie sich Freiraum und machen Sie Ihre Übungen täglich. Ent- **Praktizieren** wickeln Sie daraus eine positive Gewohnheit: Üben **Sie die** Sie immer, wenn es Ihnen gut geht – damit kreieren **Übungen** Sie eine Routine, die Sie auch trägt, wenn Sie sich **täglich** mal nicht so gut fühlen, denn Ihr Körper wird seine Übungen nach einer gewissen Zeit von selbst einfordern.

Neben dem täglichen Übungsprogramm (im Ausnahmefall auch stattdessen) können Sie einzelne Organe der Immunabwehr mit gezielten Techniken stärken und Atemübungen sowie Meditationen zur Krankheitsvorbeugung praktizieren. Im Schlussteil erhalten Sie weitere erprobte yogische Tipps zur Immunstärkung, die von Kräutern, über Nahrungsmittel bis hin zu Wasseranwendungen reichen.

Bemühen Sie sich, folgende Ratschläge zu beherzigen:

1. Reduzieren Sie Stress, indem Sie aktiv werden – stellen Sie sich den Dingen, anstatt ihnen auszuweichen. Ignorieren Sie keine beunruhigenden Situationen mehr, denn Herr(in) der Lage zu sein, mindert Stress.

2. Übernehmen Sie Verantwortung für Ihr Wohlbefinden. Anstatt sich über Störfaktoren zu beklagen, versuchen Sie, diese aus Ihrem Leben zu verbannen oder einen entspannteren Umgang mit ihnen zu erlernen.

3. Pflegen Sie positive Haltungen, Gefühle und Gedanken wie Freude, Liebe und Dankbarkeit.

4. Kommunizieren Sie negative Empfindungen wie Kummer, Wut, Enttäuschung und Sorgen auf eine angemessene Art und Weise.

5. Öffnen Sie Ihr Herz. Wenden Sie sich anderen zu, finden Sie Freunde und Gruppen zum Geben und Teilen.

6. Lernen Sie zu entspannen und verbringen Sie täglich Zeit mit sich selbst.

7. Nehmen Sie sich Zeit für kreative Beschäftigungen, die Ihnen Spaß machen.

8. Praktizieren Sie die Übungen so oft wie möglich draußen an der frischen Luft und in entspannender Umgebung wie im Wald, an der See, in unberührter Natur.

9. Visualisieren Sie sich selbst als glücklichen und rundum gesunden Menschen.

10. Lachen Sie jeden Tag, erzählen Sie einen Witz oder machen Sie jemanden glücklich.

Und nun viel Freude und Inspiration beim Lesen und Üben!

Tägliches Übungsprogramm zur systematischen Steigerung der Abwehrkräfte

Die hier vorgestellte etwa 40-minütige Übungsreihe besteht aus zehn aufeinander aufbauenden, sowohl meditativen als auch dynamischen Yogaübungen, die Ihnen Stärke verleihen und Ihre Abwehrkräfte erhöhen. Sie sollten sie am besten täglich und in der angegebenen Reihenfolge praktizieren. Wenn Sie glauben, nicht täglich 40 Minuten erübrigen zu können, praktizieren Sie die Übungsreihe, die Kriya, eben, so oft Sie es schaffen. Je häufiger Sie trainieren, desto größer ist der Effekt und desto eher gehen Ihnen die Übungen in Fleisch und Blut über.

Täglich und in der angegebenen Reihenfolge üben

Sie benötigen eine Yoga- oder Übungsmatte, ein Meditationskissen sowie eine leichte Decke. Richten Sie sich einen ruhigen Platz in der Wohnung ein. Tragen Sie bequeme Kleidung und unterstützen Sie den durch das Yoga ausgelösten Reinigungsprozess, indem Sie beim und nach dem Üben viel stilles Wasser trinken.

Einstimmung

- Setzen Sie sich zu Beginn im Schneidersitz, der einfachen Haltung, auf Ihren Yogaplatz. Falls Ihre Knie in dieser Sitzhaltung höher als die Hüften sind, ist ein Yoga- oder Meditationskissen hilfreich, um die untere Wirbelsäule zu entlasten.
- Strecken Sie den Rücken und schließen Sie die Augen.
- Legen Sie die Hände auf die Knie und legen Sie die Kuppen von Zeigefinger und Daumen zusammen. Dies ist die Fingerhaltung der Weisheit, Gyan Mudra.
- Nehmen Sie alle Körperempfindungen wahr, ohne sich darin zu verlieren. Beobachten Sie, wie Gedanken kommen und gehen, und richten Sie Ihre Aufmerksamkeit mehr und mehr auf den Atem.
- Lassen Sie den Atem immer tiefer und langsamer fließen: Beim Einatmen wölbt der Bauch sich vor, beim Ausatmen sinkt er ein.
- Mit jedem Atemzug lassen Sie den Alltag hinter sich und kommen ganz im Hier und Jetzt an.
- Um das „Gedankenradio" leiser werden zu lassen, konzentrieren Sie sich auf das Mantra (Konzentrationswort) Sat Nam, das „wahre Weisheit" bedeutet. Bei jedem Einatmen denken Sie „SAAAT", beim Ausatmen „NAAAAM".
- Meditieren Sie auf diese Weise für fünf bis zehn Minuten.
- Dann legen Sie die Handflächen vor der Brust zusammen und denken oder singen dreimal auf einen Atemzug mono-

ton: „Ong Namo Gurudev Namo". Dieses Einstimmungs-
mantra verbindet Sie mit der „goldenen Kette" aller Yoga-
übenden und bedeutet: „Ich begrüße den Weg vom Dunkel
ins Licht."

● Beginnen Sie nun mit der Übungsreihe.

TIPP: Falls nichts anderes angegeben ist, atmen Sie während der
Übungen ruhig und langsam durch die Nase ein und aus. Halten
Sie die Augen geschlossen und spüren Sie zwischen **Beginnen**
den Übungen der Wirkung nach. Zu Beginn üben **Sie langsam**
Sie eher kürzer, wenn Sie etwas erfahrener sind, **und steigern**
richten Sie sich nach der jeweils längeren Zeitan- **Sie stetig die**
gabe. Wenn Sie möchten, darf leise Entspannungs- **Übungsdauer**
musik im Hintergrund laufen.

Übungsreihe zur Stärkung der Abwehrkräfte

Um chronische Erkältungen zu vermeiden, müssen Verdauung
und Stoffwechsel stabil sein und alle an der Immunabwehr beteiligten Körpersysteme funktionieren. Die yogische Erfahrungs-
wissenschaft hat herausgefunden, dass die meisten Infekte von
einem Energieungleichgewicht herrühren, das im Verdauungstrakt beginnt.

1. Übung: Nabel pumpen

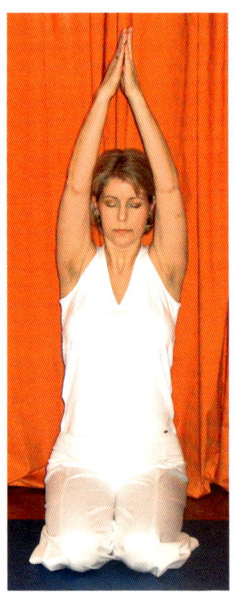

- Setzen Sie sich auf Ihre Fersen. (Falls Sie unter Knieproblemen leiden, können Sie während der ersten drei Übungen auch im Schneidersitz sitzen.)
- Strecken Sie die Arme hoch und legen Sie die Handflächen über dem Kopf fest aneinander.
- Atmen Sie ein und drücken Sie den Nabel so lange kräftig vor und zurück, wie Sie den Atem anhalten können.
- Atmen Sie ruhig aus, wieder ein und drücken Sie abermals den Nabel vor und zurück. Wiederholen Sie das für ein bis drei Minuten.
- Zum Beenden atmen Sie ein, aus und lassen die Arme sinken.

Diese Übung regt die Verdauung an und aktiviert das Nabelchakra sowie alle an der Ausscheidung beteiligten inneren Organe. Das Nabelchakra gilt als Zentrum von Kraft und Balance. Unter indischen Yogis ist bekannt, dass der Nabel der „Mutter-Energie-Punkt" ist, an dem Prana in den Körper eintritt. Eine regelmäßige Verdauung ist Voraussetzung für einen stabilen Stoffwechsel und ein gesundes Immunsystem.

2. Übung: Bärengriff vor der Brust

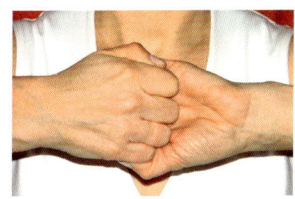

- Bleiben Sie im Fersensitz und haken Sie die Finger auf Herzhöhe vor der Brust ineinander. Diese Handhaltung heißt Bärengriff.
  Dabei zeigt die rechte Handfläche zur Brust mit dem Daumen nach oben, die linke von der Brust weg mit dem Daumen nach unten.
- Halten Sie die Unterarme parallel zum Boden.
- Atmen Sie ein, halten Sie den Atem an und ziehen Sie dabei die Hände mit größtmöglicher Kraft auseinander, ohne den Griff zu lösen.
- Atmen Sie nach ein paar Sekunden aus und lockern Sie den Griff.

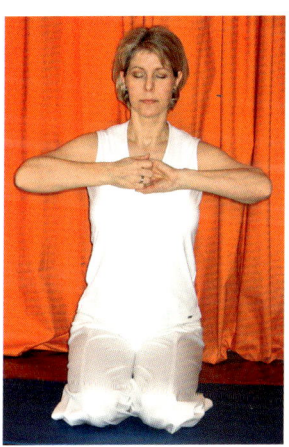

- Mit neuerlichem Einatmen ziehen Sie wieder.
- Wiederholen Sie dies für ein bis drei Minuten.
- Zum Abschluss atmen Sie aus, ein, wieder aus und entspannen.
- Vor der nächsten Übung lockern Sie nach Bedarf die Beine.

Diese Übung öffnet das Herzchakra, das Zentrum von Liebe und Mitgefühl, und stimuliert die Thymusdrüse, die hinter dem Brustbein liegt. Die Thymusdrüse ist ein sehr bedeutendes Organ für das Immunsystem. Dort werden die T-Lymphozyten, die eine wichtige Aufgabe bei der speziellen Immunabwehr haben, ausgebildet. Außerdem ist der Thymus eine endokrine Drüse, d. h., er ist für die Produktion der Hormone verantwortlich, welche die Reifung der Immunzellen in den Lymphknoten steuern. Beim Erwachsenen wird ein Teil der Lymphozyten im Thymus gebildet. Die spezielle Handhaltung – Mudra genannt – wird benutzt, um das Herzchakra anzuregen und die Konzentration zu intensivieren.

3. Übung: Vorbeuge aus dem Fersensitz

- Wieder im Fersensitz verschränken Sie die Hände gefaltet im Nacken. Diese Handhaltung heißt Venusgriff. Männer haben beim Venusgriff den rechten Daumen über dem linken, Frauen umgekehrt.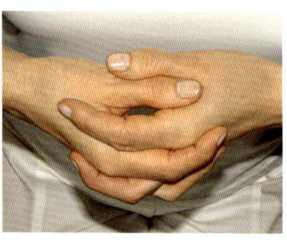

- Atmen Sie ein und beugen Sie mit dem Ausatmen den Oberkörper nach vorne, so weit es geht oder bis die Stirn den Boden berührt.

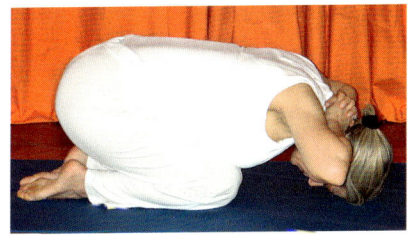

- Mit dem Finatmen richten Sie sich wieder auf.

- Fahren Sie mit kräftigen Atemzügen ein bis drei Minuten lang fort. Dann atmen Sie wieder ein, aus und entspannen.

Diese Bewegung verbessert die Verdauung und macht die Wirbelsäule flexibler. Das Mudra hat weitere Effekte: Es kanalisiert sexuelle Energie und bringt die Drüsen in Balance.

4. Übung: Zangenposition

- Strecken Sie die Beine lang nach vorne aus, beugen Sie sich aus der Hüfte heraus vor und greifen Sie nach den Zehen, ersatzweise den Fußgelenken oder Waden.

- Wenn möglich, umfassen Sie die Großzehen mit den Zeigefingern und lassen die Stirn zu den Knien und die Ellbogen zum Boden sinken.

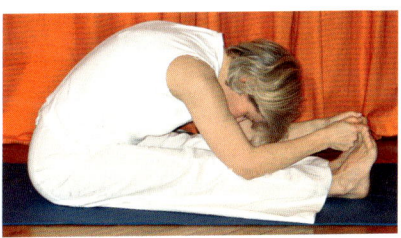

- Atmen Sie in dieser Haltung ein bis drei Minuten lang kräftig ein und aus.

Die in den ersten drei Übungen angeregten Drüsensekrete können sich in der Zangenposition verteilen. Der Körper gerät in einen Zustand tiefer Entspannung. Der Druck auf den Großzeh stimuliert darüber hinaus den Reflexpunkt für die Hypophyse, das Hauptsteuerungsorgan des Drüsensystems. Das Drüsensystem ist, wie zu Anfang erläutert, wesentlich mit dem Immunsystem verbunden und unterstützt es grundlegend in seiner Funktion.

5. Übung: Kopf kreisen

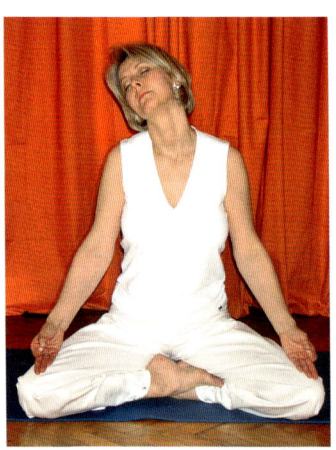

- Setzen Sie sich mit gekreuzten Beinen und gerader Wirbelsäule auf den Boden bzw. auf Ihr Yogakissen.
- Lassen Sie den Kopf nach vorne sinken und beginnen Sie, im Uhrzeigersinn langsame, große Kreise zu machen.
- Bringen Sie dabei das rechte Ohr so weit wie möglich zur rechten Schulter, dann den Kopf in den Nacken,

das linke Ohr zur linken Schulter usw. Die Schultern bleiben locker. Während der Bewegung sollte eine leichte Dehnung im Hals spürbar sein.

- Nach ein bis zwei Minuten wechseln Sie die Drehrichtung und kreisen weitere ein bis zwei Minuten gegen den Uhrzeigersinn.
- Heben Sie zum Abschluss den Kopf und entspannen Sie.

Diese Übung begünstigt – in Verbindung mit den beiden folgenden – die Blutzirkulation zum Kopf und stimuliert Hypo- und Epiphyse sowie die Schild- und Nebenschilddrüsen. Diese sind verantwortlich für die Harmonie im gesamten Körper. Eine hormonelle Balance wiederum begünstigt gute Abwehrkräfte.

6. Übung: Kuh – Katze

- Gehen Sie in den Vierfüßlerstand, auf Hände und Knie. Beide sollten jeweils hüftbreit voneinander stehen.
- Strecken Sie die Arme und lassen Sie den Kopf entspannt nach unten hängen.
- Drücken Sie beim Einatmen die Wirbelsäule nach unten durch, wobei der

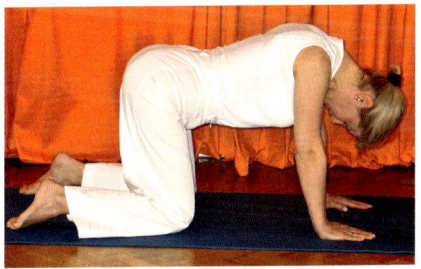

Blick weiterhin zum Boden gerichtet bleibt.

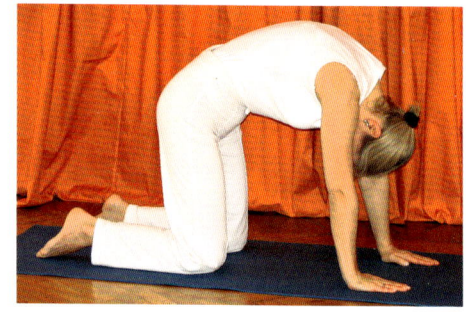

- Runden Sie beim Ausatmen den Rücken so weit wie möglich. Der Kopf bleibt unten.

- Üben Sie mit kräftigen, dynamischen Atemzügen und erhöhen Sie das Tempo mit zunehmender Beweglichkeit der Wirbelsäule.

- Nach ein bis drei Minuten atmen Sie noch einmal ein, wieder aus und entspannen.

Zusätzlich zu der in Übung fünf erwähnten Wirkungsweise wandelt diese Übung die Energie aus dem Sexualchakra und die Verdauungsenergie aus dem Nabelchakra in Energie für Heilungsprozesse um und stimuliert die Nerven der unteren Halswirbelsäule. Chakras sind Knoten- und Verteilungspunkte der Energie im Körper und ein ausbalanciertes Chakrasystem ist unabdingbar für dauerhafte Gesundheit.

7. Übung: Schulter heben

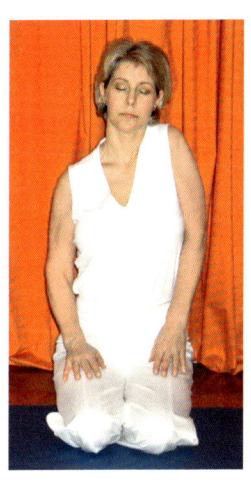

- Setzen Sie sich wieder auf die Fersen bzw. Ihr Yogakissen.
- Mit dem Einatmen ziehen Sie die linke Schulter möglichst hoch und lassen gleichzeitig die rechte nach unten sinken.
- Beim Ausatmen wechseln Sie die Schultern. Der Kopf wird ganz ruhig gehalten.
- Wiederholen Sie diese Bewegung mit kraftvollen Atemzügen ein bis drei Minuten lang.
- Abschließend atmen Sie ein, ziehen beide Schultern hoch und lassen diese mit dem Ausatmen entspannt sinken.

Die Schultern galten im alten Indien als ein Schlüsselbereich des Körpers: Man nahm an, dass Unbeweglichkeit in den Schultern, speziell bei den Akupressurpunkten nahe der Wirbelsäule, zu Krankheiten beitrug. Diese Übung verbessert den Energiefluss in diesem Bereich. Außerdem lockert sie verspannte Schultern – denn dort tragen wir sinnbildlich die Lasten unseres Lebens.

8. Übung: Lange, tiefe Entspannung

- Legen Sie sich für fünf bis sieben Minuten möglichst bequem auf den Rücken und decken Sie sich zu.
- Arme und Beine liegen leicht gespreizt vom Körper, die Augen sind geschlossen.
- Stellen Sie sich vor, wie Sie alle belastenden Sorgen und Gedanken in ein Päckchen packen und gut verschnürt vor die Tür stellen.
- Der Atem fließt ruhig in seinem eigenen Tempo, ohne dass Sie sich bemühen, besonders lang und tief zu atmen. Sie nehmen wahr, wie der Bauch sich mit dem Einatmen vorwölbt und mit dem Ausatmen einsinkt.
- Spüren Sie, wie Sie das Gewicht Ihres Körpers mit jedem Atemzug mehr und mehr an den Boden abgeben.
- Lassen Sie die Aufmerksamkeit durch den Körper wandern: Nehmen Sie die Füße mit den Fußsohlen, Zehen und Fußgelenken wahr, die Waden und Schienbeine. Spüren Sie die Knie und Oberschenkel. Berühren Sie mit Ihrer Achtsamkeit

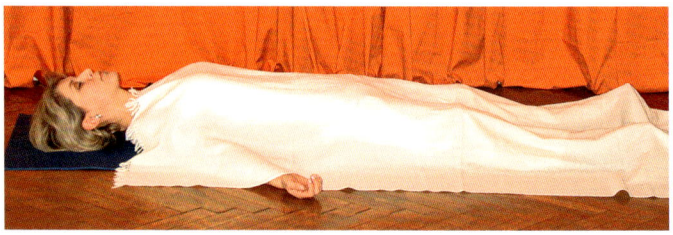

das Gesäß und den ganzen Rücken. Gehen Sie dann zum Unterleib, zum Bauch und zur Brust. Nehmen Sie die Schulterblätter wahr, die Schultern, Arme und Hände sowie die Finger. Spüren Sie Ihren Nacken, den Hals und das Gesicht. Fühlen Sie die Kopfhaut und den Kopf.

- Nehmen Sie den ganzen Körper wahr, der vollkommen ruhig, bewegungslos und warm auf der Yogamatte ruht, und genießen Sie die tiefe Entspannung, einen Bewusstseinszustand zwischen Wachen und Schlafen.
- Nach Ablauf der Zeit bewegen Sie erst sachte die Finger und Zehen, kreisen dann mit Händen und Füßen, um den Kreislauf anzuregen.
- Strecken Sie die Arme über dem Kopf aus und recken und räkeln Sie sich.
- Stellen Sie die Füße auf und lassen Sie die Knie abwechselnd nach links und rechts sinken.
- Richten Sie sich über die Seite zum Sitzen auf.

Der Nutzen einer bewussten Tiefenentspannung – auch yogischer oder bewusster Schlaf genannt – kann gar nicht hoch genug bewertet werden. In diesem Stadium, auf dem schmalen Grat zwischen Wachen und Schlafen balancierend, ist der Körper in einem Zustand, der die Selbstheilung fördert und die Energie kanalisiert. „Bewusster Schlaf lässt dein Leben sanft und reibungslos verlaufen", betont Yogi Bhajan.

9. Übung: Großes Dreieck

- Gehen Sie in den Vier-füßlerstand mit hüft-breit geöffneten Knien und schulterbreit ge-öffneten Händen, set-zen Sie vorbereitend die Zehen auf.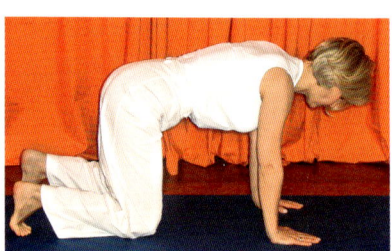

- Atmen Sie tief ein und drücken Sie mit dem Ausatmen die Hüften hoch, bis Sie ein Drei-eck bilden.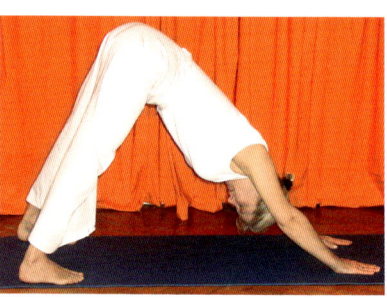

- Verteilen Sie Ihr Ge-wicht gleichmäßig auf Hände und Füße.

- Die Ellbogen sind ge-streckt, der Rücken ist lang und gerade. Der Kopf wird in einer Linie mit dem Oberkörper gehalten.

- Wenn Sie können, strecken Sie die Beine durch und bringen die Fersen zum Boden.

- Bleiben Sie drei bis fünf Minuten lang mit normalem Atem in dieser Position.

- Atmen Sie abschließend ein und beugen Sie mit dem Ausat-men die Knie, um diese wieder auf dem Boden abzusetzen.

Diese Übung stärkt alle großen Muskelgruppen des Körpers und das gesamte Nervensystem. Sie unterstützt die Verdauung, was sich, wie gesagt, positiv auf unser Immunsystem auswirkt. Bei Bandscheibenproblemen die Knie gebeugt lassen.

10. Übung: Vorgebeugt schreiten

- Stehen Sie auf. Beugen Sie sich vor und ergreifen Sie die Fußgelenke oder Waden.
- Mit durchgedrückten Knien beginnen Sie, langsam und steifbeinig durch den Raum zu gehen.
- Kehren Sie nach ein bis drei Minuten zu Ihrem Yogaplatz zurück, setzen Sie sich hin und entspannen Sie.

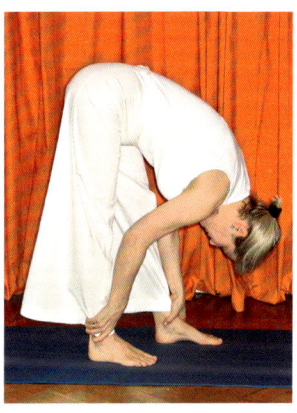

Diese Übung fördert die Ausscheidung von Giftstoffen und regt den Stoffwechsel an. Außerdem ist sie eine gute Vorbereitung auf die Meditation.

TIPP: Runden Sie Ihr tägliches Übungsprogramm mit einer der nachfolgenden Atemübungen und einer Meditation ab.

Atemübungen und Meditationen
zur Krankheitsvorbeugung

Bewusste Atmung und positives Denken sind aktive Maßnahmen zur Gesundheitsvorsorge. Daneben verfügt das überlieferte **Mit Yoga** Yogawissen über verfeinerte Praktiken zur Vorbeu-**Krankheiten** gung und Behandlung von Krankheiten: Atemtech-**verhindern** niken zur Erhöhung des Atemvolumens und zur Förderung der Entspannungsfähigkeit sowie Meditationen zur inneren Reinigung von krankmachenden Gedankenmustern. Gerade Meditationen helfen, die eigene Mitte zu finden – Yogi Bhajan hat das Meditieren als „innere Hausarbeit" bezeichnet, bei der man all den über Jahre angesammelten Müll aus dem Unterbewusstsein verbannen kann.

Aus dem großen Repertoire des Kundalini Yoga stammen die nun folgenden vier Atem- und Meditationsübungen, die speziell auf Prophylaxe ausgerichtet sind.

TIPP: Am besten wählen Sie eine Übung für Ihr tägliches Programm aus. Praktizieren Sie diese Meditation mindestens 40 Tage lang. Beobachten Sie, was dabei in Ihnen vorgeht, wie Ihre jeweilige Tagesform ist und welche Erfahrungen Sie mit der Übung machen – wenn Sie möchten, führen Sie ein Meditationstagebuch. Später können Sie eine andere Meditation zu Ihrem täglichen Ritual machen.

Reinigungsatem Sitali Pranayam

- Setzen Sie sich in die einfache Haltung und legen Sie die Hände im Gyan Mudra (siehe S. 16) auf die Knie.
- Schließen Sie die Augen. Konzentrieren Sie sich auf den Punkt zwischen den Augenbrauen. Dort befindet sich das „Dritte Auge", der Sitz Ihrer Intuition und Weitsicht.
- Rollen Sie die Zunge zu einem „U", mit der Zungenspitze außerhalb der Lippen.
- Atmen Sie tief durch die gerollte Zunge ein und – ohne den Mund zu schließen – durch die Nase aus. Die Zunge wird dabei trocken und kühl werden.
- Falls Sie die Zunge nicht rollen können, strecken Sie diese mit leicht geöffnetem Mund heraus.
- Wiederholen Sie diese Übung drei bis elf Minuten lang.
- Zum Beenden nehmen Sie die Zunge in den Mund zurück und atmen einige Male durch die Nase ein und aus.

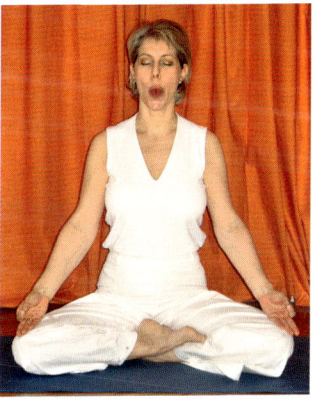

TIPP: Anfangs schmeckt die Zunge nach der Übung bitter, da Giftstoffe ausgeschieden werden. Um die Entgiftung weiterhin zu fördern, ist es besonders wichtig, viel Wasser zu trinken. Später schmeckt die Zunge süß – ein Zeichen verbesserter Gesundheit.

> Diese Atemübung reinigt die Lunge und entgiftet und entsäuert den Körper. Außerdem bringt sie den Blutdruck auf Normalwerte, senkt Fieber auf natürliche Weise und kuriert Verdauungsbeschwerden. Wenn Sitali Pranayam regelmäßig praktiziert wird, verleiht es Kraft, Stärke und Vitalität.

Inneren Ärger verbrennen und das Immunsystem stärken

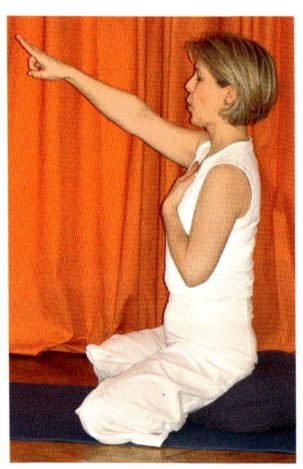

- Sitzen Sie in einfacher Haltung mit geradem Rücken.
- Strecken Sie den rechten Arm in einem Winkel von 60 Grad nach vorne und nach oben gerichtet aus. Zeigefinger und Mittelfinger sind dabei ebenfalls gestreckt; der Daumen hält die anderen beiden Finger fest.
- Legen Sie die linke Hand auf das Herz.
- Die Augen sind geschlossen. Formen Sie mit dem Mund ein

„O" und atmen Sie kräftig durch den Mund ein und aus. Werden Sie emotional, verbrennen Sie durch dynamischen, schnellen Atem Ihren inneren Ärger.

- Fahren Sie für drei bis elf Minuten fort.
- Zum Beenden atmen Sie tief ein und halten den Atem zehn Sekunden lang an, wobei Sie beide Arme und Hände über den Kopf und die gesamte Wirbelsäule strecken.
- Atmen Sie laut und heftig durch den Mund aus. Dies ist die sogenannte Kanonenfeuer-Ausatmung.
- Wiederholen Sie das Einatmen, Luft anhalten und das „kanonenartige" Ausatmen noch zweimal, bevor Sie entspannen.

Sicher kennen Sie das auch: Man ärgert sich über einen Vorfall oder hat heftigen Streit mit jemandem, regt sich auf und wenige Tage später ist man prompt erkältet. Tiefgreifendere Folgen hat anhaltender Ärger für das Immunsystem. Unmut, Kummer, Frustration und Verdruss, die Ihnen auf der Seele liegen und Sie belasten, vergiften Sie von innen her und schwächen so die Abwehrkräfte. Anhaltender Ärger kann auch bislang ruhende Autoimmunerkrankungen aktivieren, das Immunsystem wird dann überaktiv.

Diese Meditation wird ein kräftiges Immunsystem aufbauen, indem sie Ihnen dabei hilft, inneren Ärger sinnbildlich zu verbrennen und das Herzzentrum – zuständig für Selbstliebe bzw. bedingungslose Liebe anderen gegenüber – zu stärken.

TIPP: Yogi Bhajan empfiehlt, die Meditation erst 40 Tage mit dem rechten Arm ausgestreckt, dann 40 Tage mit dem linken Arm zu machen, und schließlich 40 Tage lang beide Arme ausgestreckt zu halten. Wenn der tiefsitzende Ärger danach noch immer nicht aufgelöst ist, fangen Sie einfach noch mal von vorne an. ☺

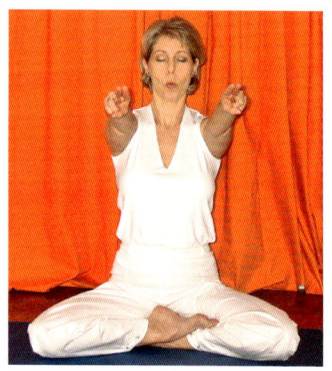

Nerven- und Drüsensystem ins Gleichgewicht bringen

- Setzen Sie sich mit geradem Rücken auf Ihr Yogakissen, entweder in einfacher Haltung oder im Fersensitz.

- Heben Sie die Unterarme, halten Sie die Handflächen, die zum Körper zeigen, einige Zentimeter von der Brust entfernt parallel zum Boden.

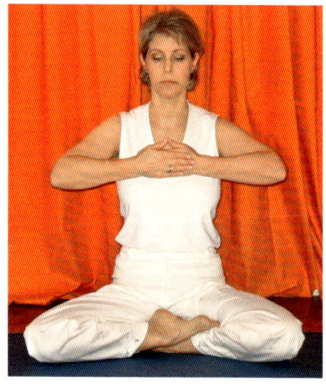

- Legen Sie die Handfläche der rechten Hand auf den Handrücken der linken Hand, drücken Sie die Daumenkuppen gegeneinander.

- Die Augen sind bis auf einen kleinen Spalt geschlossen.
- Atmen Sie tief ein und halten Sie den Atem zehn Sekunden lang an.
- Atmen Sie vollständig aus und halten Sie den Atem wiederum zehn Sekunden an.
- Konzentrieren Sie sich ganz auf dieses Atemmuster.
- Meditieren Sie auf diese Weise drei bis fünf Minuten lang.

Diese Meditationsübung bringt Nerven- und Drüsensystem in Balance. Sind diese beiden grundlegenden Systeme in Harmonie miteinander, ist die Immunabwehr sehr stark und Schnupfen und Co. haben keine Chance.
Wichtig für eine optimale Wirkung ist es, jeweils vollständig auszuatmen. Dadurch wird das zentrale Nervensystem quasi in einen heilsamen Alarmzustand versetzt.

Meditation, um Selbstheilungskräfte anzuregen
- Setzen Sie sich mit geradem Rücken in den Schneidersitz.
- Beugen Sie die Ellbogen und heben Sie die Unterarme, bis sich die Hände auf Herzhöhe treffen. Die Schultern sind dabei entspannt, die Ellbogen zeigen zum Boden.
- Legen Sie die Hände so ineinander, dass die linke in der rechten ruht und überkreuzen Sie die Daumen so, dass der rechte oben ist. Dieses Mudra heißt Muschel- oder Sank-Mudra.
- Die Finger sind leicht gekrümmt und entspannt und weisen

ein wenig vom Körper weg. Schließen Sie die Augen fast vollständig.

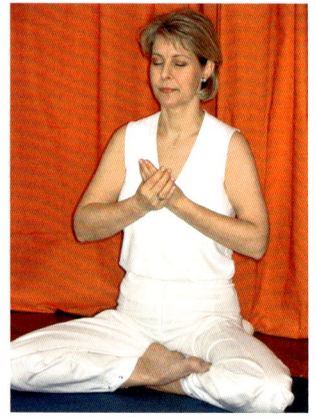

- Atmen Sie tief ein und singen Sie beim Ausatmen mit ganzer Kraft und auf gleichbleibender Tonhöhe „RAA MA DAA SA, SAA SE SO HONG". Dieses Mantra stammt aus dem Gurmukhi, der heiligen Sprache der Sikhs, die mit dem Sanskrit verwandt ist. Es bedeutet: Sonne (RA), Mond (MA), Erde (DA), Unendlichkeit (SA), Ich bin du (SE SO HONG).

- Sie werden beobachten, dass Ihre Stimme sich nach einigen Minuten senkt. Üben Sie, Töne konstant auf gleichbleibender Tonhöhe zu halten.

- Meditieren Sie auf diese Weise fünf bis elf Minuten lang.

Diese Meditation haben Yogis seit vielen Jahrhunderten angewandt, um Krankheiten zu heilen und ihnen vorzubeugen; sie wirkt mithilfe pranischer Energie. Wer sie über einen längeren Zeitraum täglich praktiziert, wird sich entfalten, auf ganzheitlicher Ebene gesünder werden und alle ihm wichtigen positiven Veränderungen erfahren.

36

Gesund bleiben – gezielte Körperübungen für die Organe der Immunabwehr

Das Immunsystem wirkt sich auf verschiedene Organfunktionen aus. Ein gesundes Immunsystem bedingt nicht nur das reibungslose Zusammenspiel aller, sondern auch die optimale Funktionsfähigkeit spezifischer Organe.

Die Übungen dieses Kapitels regen die Organe der Immunabwehr gezielt an. Sie können entweder Einzelübungen auswählen, um diese bei wenig Zeit über den Tag verteilt zu machen oder nach dem Baukastenprinzip mehrere zu kombinieren. Um ein Organ oder einen Bereich besonders zu stärken, empfiehlt es sich, die spezielle Übung täglich durchzuführen **Einzelübungen oder verschiedene Kombinationen sind möglich** – mindestens 40 Tage, besser noch 120 Tage lang. Nach yogischer Überlieferung sind dies „magische" Zeiträume, in denen die positiven Wirkungen tiefer in Körper und Geist verankert werden.

Die Verdauung anregen
Ein Großteil des Immunsystems befindet sich im Darm. Etwa 70 Prozent der Abwehrzellen des Körpers leben in dem sieben

bis neun Meter langen Verdauungstrakt. Außerdem werden im Darm Immunglobuline produziert. Das sind Eiweißstoffe mit der Funktion von Antikörpern, die den Körper vor Infektionen schützen. An den Eintrittspforten des Körpers dienen sie vor allem der örtlichen Abwehr von Fremdkörpern auf den Schleimhäuten. Die Darmzotten – dies sind Ausstülpungen der Schleimhaut – sind von Lymphkanälen durchzogen, deren Lymphknoten einen Teil der Lymphozyten bilden.

Im Darm tummeln sich Milliarden von Mikroorganismen. Insgesamt besteht die Darmflora aus mehr als 400 verschiedenen Arten, die das Immunsystem unterstützen. **Die Darmflora stabil halten** Starke Medikamente wie Antibiotika und Cortison, Hormone, Schadstoffe in der Nahrung, aber auch Umweltgifte können jedoch die Darmflora schädigen. Und Darmprobleme wirken sich negativ auf den gesamten Organismus aus. Die nun empfohlene Übung stärkt die Darmaktivität, regt die Verdauung an und bringt die Darmflora ins Gleichgewicht. Außerdem stimuliert sie alle anderen inneren Organe, macht die Wirbelsäule flexibler und erdet Sie. Sie ist eine ideale Aufwärmübung, die auch vor der Übungsreihe zur Stärkung der Abwehrkräfte gemacht werden kann.

- Setzen Sie sich auf den Boden, entweder in den Fersensitz oder – noch besser – in die einfache Haltung.
- Legen Sie die Hände auf die Knie, mit lockeren Schultern und entspanntem Nacken.

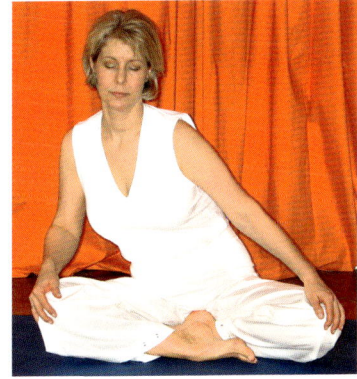

- Beginnen Sie, im Uhrzeigersinn große, weiche Kreise mit dem Oberkörper zu machen. Dabei ist das Brustbein Zentrum der Bewegung.
- Atmen Sie ein, wenn Sie vorne sind, und atmen Sie aus, wenn Sie hinten sind.
- Kopf, Nacken und Schultern bleiben dabei locker.
- Nach drei Minuten wechseln Sie die Drehrichtung.

Die Lungenkapazität erweitern

Im täglichen Leben, mit einer eher oberflächlichen Atmung, wird oft weniger Sauerstoff aufgenommen, als nötig ist, um die Organe optimal zu versorgen. Fällt diese Menge unter einen gewissen Pegel, kann Krankheit entstehen. Bei dieser Übung werden Abwehrkräfte gebildet, die Lungenkapazität wird erweitert und die Sauerstoffaufnahme des Blutes erhöht. Hält man den Atem eine ganze Minute lang an, nimmt das Blut die bestmögliche Menge an Sauerstoff aus den Lungen auf. Dadurch werden Gehirn, Organe und Drüsen in die Lage versetzt, mit voller Kapazität zu arbeiten. Außerdem reguliert diese Übung die Tätigkeit

Verbessern Sie die Sauerstoffaufnahme durch tägliches Üben

39

der Herzmuskeln und übt einen die Organfunktion fördernden Druck auf Nieren, Nebennieren und Drüsen aus.

- Setzen Sie sich in die einfache Haltung, diesmal bitte möglichst ohne Yogakissen, direkt auf den Boden.
- Umfassen Sie die Knie mit den Händen.

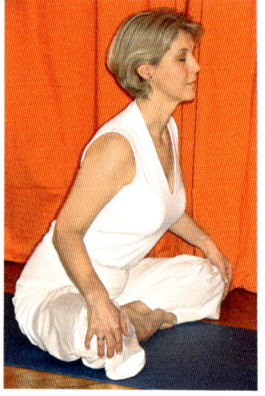

- Atmen Sie vollständig ein, wobei Sie den Brustkorb so weit wie möglich nach vorn dehnen.
- Vermeiden Sie es, noch „nachzuatmen", sondern atmen Sie gleich mit voller Kraft ein.
- Halten Sie den Atem an und legen Sie die Zungenspitze hinter den oberen Schneidezähnen an den Gaumen.
- Solange Sie den Atem anhalten können, bewegen Sie die Wirbelsäule vor und zurück.
- Atmen Sie aus.
- Wiederholen Sie dies. Halten Sie den Atem allmählich immer länger an. Ziel ist, eine ganze Minute den Atem anzuhalten – aber auch wenn Sie 30 Sekunden schaffen, ist das schon sehr gut!
- Üben Sie fünf bis elf Minuten lang. Bei täglicher, elfminütiger Übungsdauer soll sich das Blut vollständig regenerieren.

Die Lymphdrüsen anregen

Der gesamte Körper ist von einem System feiner Lymphbahnen durchzogen, die in den Lymphknoten zusammenlaufen. Die Lymphknoten sind Filterstationen, die die Lymphe reinigen und Krankheitserreger, Fremdkörper und Zelltrümmer beseitigen – daher schwellen sie auch bei Infektionen an. Eine Häufung von Lymphknoten findet sich im Achselbereich und in den Leisten. Diese beiden Übungen stimulieren die Lymphdrüsen im Leisten- und Oberschenkelbereich.

- Setzen Sie sich mit weit gespreizten Beinen auf den Boden.
- Die Wirbelsäule ist gerade, Ihre Hände liegen auf den Knien.
- Die Knie sind durchgedrückt und die Zehen nach vorn gestreckt.
- Atmen Sie tief ein und drücken Sie die Brust nach vorn. Dabei ziehen Sie die Schulterblätter zusammen und dehnen die Wirbelsäule.

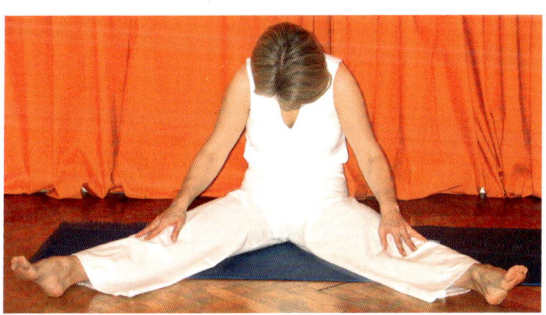

- Atmen Sie aus, gehen Sie wieder zurück und machen Sie dabei den Rücken rund.
- Wiederholen Sie den Ablauf drei bis fünf Minuten lang.
- Im Anschluss an diese Übung bleiben Sie mit gegrätschten Beinen sitzen.
- Legen Sie nun die Handflächen flach zwischen die Beine auf den Boden, etwa 40 Zentimeter vom Schritt entfernt.
- Weniger Geübte legen die Hände neben die Hüften auf den Boden.
- Halten Sie den Rücken gerade.
- Verlagern Sie so viel Gewicht wie möglich auf Hände und Fersen, als wollten Sie sich vom Boden hochdrücken.
- Halten Sie die Spannung für zwei bis drei Minuten, während Sie lang und tief atmen.

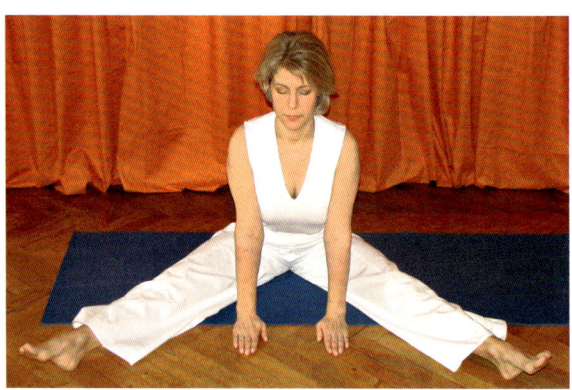

Die Nebenschilddrüsen stimulieren

Die vier Nebenschilddrüsen befinden sich normalerweise hinter der Schilddrüse. Die nur linsengroßen Organe produzieren ein Hormon (Parathormon), das den Kalziumstoffwechsel regelt. Das Parathormon hat zudem eine direkte Wirkung auf den Knochenstoffwechsel und die Nieren. Diese Übung – Siam Kriya genannt – regt die Nebenschilddrüsen an und stärkt ihre Funktion für die Immunabwehr. Die Nebenschilddrüsen gelten als Wächter der Gesundheit.

Die „Wächter der Gesundheit" stärken

- Stellen Sie sich auf die rechte Fußsohle und beugen Sie das linke Bein nach hinten. Der Fußrücken liegt dabei auf dem Boden, das Knie berührt den Boden nicht.
- Bringen Sie die Handflächen vor der Brust zusammen und konzentrieren Sie sich auf Ihre Nasenspitze.
- Atmen Sie lang und tief in den Bauch und denken Sie beim Einatmen „RAA" (Sonne) und beim Ausatmen „MAA" (Mond).
- Üben Sie drei, höchstens elf Minuten lang.

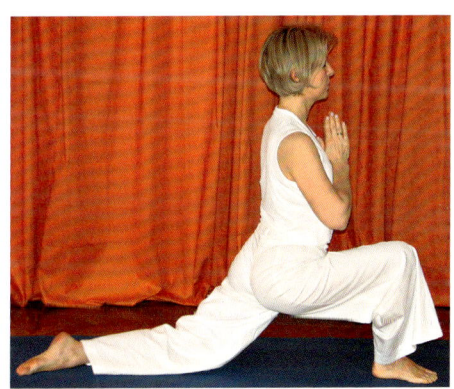

Die Leber entgiften

Die Leber ist das zentrale Organ für Stoffwechsel und Entgiftung. Sie ist ein weiches, gleichmäßig strukturiertes, etwa anderthalb bis zwei Kilogramm schweres Organ, das sich im rechten Oberbauch befindet. Als größte Drüse im menschlichen Körper greift sie regulierend in das Immunsystem und die Hormonbalance ein. Die Leber hat eine außerordentliche Regenerationsfähigkeit.

Die Leber reguliert das Immunsystem und den Hormonhaushalt

Diese Übung trägt dazu bei, die Leber zu reinigen und in ihrer Funktion zu unterstützen.

- Sitzen Sie im Schneidersitz und legen Sie die rechte Hand auf den Rücken.

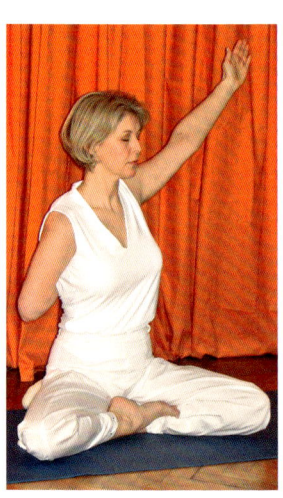

- Heben Sie den linken Arm in einem 60-Grad-Winkel nach oben und strecken Sie die Finger aus.
- Aus dieser Ausgangsposition schwingen Sie von Seite zu Seite.
- Atmen Sie ein, wenn Sie nach links drehen, und aus, wenn Sie nach rechts schwingen.
- Üben Sie zwei bis drei Minuten lang.

Hinweis: Wenn Sie ernsthafte Probleme mit Ihrer Leber haben, sollten Sie diese Übung nicht ausführen.

Die Milz stärken

Die Milz, ein kleines Organ, das im linken Oberbauch direkt unter dem Zwerchfell liegt, gehört zum lymphatischen System. Sie ist an der Immunabwehr beteiligt, zum einen, da sie Produktionsstätte der Immunzellen ist, zum anderen, da sie bis zu 30 Prozent der im Körper befindlichen Lymphozyten speichert. Lymphozyten sind Bestandteile des Blutes und gehören zu den weißen Blutkörperchen, den Leukozyten. Die Lymphozyten bilden Antikörper, die den Menschen gegen bestimmte Krankheitserreger immunisieren. Bei Jugendlichen entstehen die Lymphozyten im Knochenmark. Später übernehmen Thymusdrüse, Milz, Mandeln und Lymphknoten diese Aufgabe. Diese Yoga-Übung stärkt die Milz.

Die Milz produziert Immunzellen

- Legen Sie sich auf den Rücken und stellen Sie die Füße auf.
- Spannen Sie den Beckenboden und den Bauch fest an und heben Sie nacheinander die Beine.
- Strecken Sie die Beine zur Decke hoch und überkreuzen Sie die Fußgelenke.
- Atmen Sie lang und tief und wackeln Sie dabei drei Minuten lang mit den Zehen.

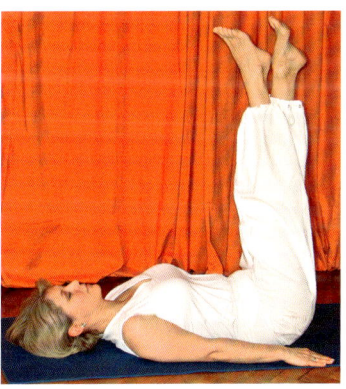

Das Blutbild verbessern

Zu den wichtigsten Zellen des Abwehrsystems gehören die weißen Blutkörperchen (Leukozyten), die sofort reagieren, wenn Angriffe auf die Gesundheit drohen. Sie wehren unerwünschte Bakterien, Viren oder Pilze ab, die versuchen, in den Organismus einzudringen. Die weißen Blutkörperchen bilden damit die erste Front des Immunsystems. Sie sind eigentlich nicht weiß, sondern farblos und größer als rote, aber in sehr viel geringerer Anzahl vorhanden. Die roten Blutkörperchen machen 99 Prozent aller Blutzellen aus. Ihre Hauptaufgabe besteht darin, den lebensnotwendigen Sauerstoff, der in den Lungen aufgenommen wird, durch die Blutgefäße in die Organe und das Gewebe des Körpers zu transportieren.

Das Gleichgewicht von roten und weißen Blutkörperchen stärkt das Immunsystem

Nach yogischer Überlieferung soll die nachfolgende Übung dazu dienen, rote und weiße Blutkörperchen gleichmäßig im Körper zu verteilen. Dieses Gleichgewicht ist grundlegend verantwortlich für ein starkes Immunsystem. Es wird empfohlen, diese Übung 40 Tage lang, täglich elf Minuten zu machen, um diese Balance zu erreichen und zu halten.

- Sitzen Sie im Schneidersitz und mit gerader Wirbelsäule auf Ihrer Yogamatte, nach Bedarf unterstützt durch Ihr Yogakissen.
- Heben Sie die rechte Hand, der Oberarm bleibt entspannt in der Nähe des Körpers.

- Strecken Sie Zeige- und Mittelfinger wie zum Schwur nach oben und halten Sie Ring- und kleinen Finger mit dem Daumen nach unten gedrückt.

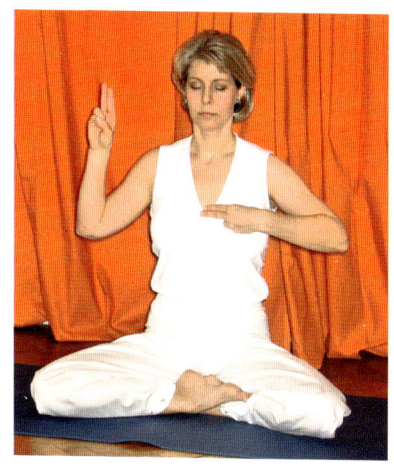

- Bringen Sie die linke Hand ins gleiche Mudra, aber halten Sie die Hand so, dass der Unterarm parallel zum Boden ist und die beiden gestreckten Finger die Mitte des oberen Brustkorbes zwischen den Brustwarzen berühren. Es sollte Spannung in den ausgestreckten Fingern zu spüren sein.

- Schließen Sie die Augen oder fokussieren Sie Ihre Nasenspitze.

- Atmen Sie langsam, meditativ und kontrolliert. Lenken Sie dabei geistig den Atem von der Nase hoch zum Dritten Auge (dem Punkt zwischen den Augenbrauen) und von dort zum Herzzentrum, dem Punkt, den die Finger berühren.

- Meditieren Sie auf diese Weise bis zu elf Minuten lang.

- Zum Abschluss atmen Sie dreimal tief ein und aus.

Yogische Tipps zur Immunstärkung

Generell ist das Praktizieren von Yoga bereits ein wichtiger Schritt auf dem Weg zu einem bewussteren und gesünderen Leben. Nicht ohne Grund erfreut sich Yoga zunehmender **Sich durch** Beliebtheit: Unabhängig von wirtschaftlichen, ge-**Yoga besser** sellschaftlichen und kulturellen Rahmenbedingun-**und gelas-** gen fassen immer mehr Menschen den Entschluss, **sener fühlen** Yoga zu erlernen und das regelmäßige Praktizieren von yogischer Atmung, Yogaübungen, Tiefenentspannung und Meditation zu einem festen Bestandteil ihres Lebens zu machen. Jeder, der Yoga macht, stellt über kurz oder lang fest, dass es ihm ganzheitlich besser geht, dass er Herausforderungen gelassener gegenübersteht und gegen Krankheiten eher gewappnet ist.

Yoga umfasst jedoch mehr als das Üben auf der Matte: Es ist eine Lebenseinstellung und eine grundsätzliche Art, sein Leben zu führen, die konträr zu dem Prinzip „Mehr, schneller, weiter" steht. Die yogische Lebensweise ist ganz allgemein gekennzeichnet durch Verzicht und Maßhalten. Es wird beispielsweise empfohlen, wenig zu essen („Iss, um zu leben, statt zu leben, um zu essen.") und dafür viel Wasser zu trinken, denn dadurch wird das Verdauungssystem entlastet. In der Folge steht Prana, die Lebensenergie, für andere Zwecke als Verdauung zur Verfügung. Indem man vorwiegend oder ganz vegetarisch und aus heimischem Bioanbau isst, wird dem Körper nur gesunde, gut verträgliche Nahrung zugeführt. Selbstverständlich wird auch empfohlen, auf Alkohol, Koffein, Nikotin, Zucker und Weißmehlprodukte zu verzichten. Yogisch zu leben bedeutet, einfacher zu leben: ohne viel Konsum oder Anhäufung von Besitz, oft unter Verzicht auf Fernsehen und Reizüberflutung.

Auch auf übermäßig langes Schlafen wird verzichtet: Yogis stehen lieber etwas früher auf und begrüßen den anbrechenden Tag mit „Sadhana", ihrer morgendlichen Disziplin, bestehend aus Yogaübungen und Meditationen.

Dadurch gewinnt man Zeit, Energie und Prana, damit man sich um sich selbst kümmern kann, um seinen Partner, **Zeit und** die Familie oder andere Herzensbeziehungen. Die **Energie** eigentlichen Bedürfnisse von Körper, Geist und See- **gewinnen** le können erkannt und gestillt werden. Auch wenn sich die yogische Lebensweise in voller Ausprägung nicht für jeden eignet, ergänzen Teile daraus sicher auch Ihr Leben und verhelfen Ihnen zu einem glücklicheren und gesünderen Dasein. Zusätzlich zu den bereits beschriebenen speziellen Immunsystem-Übungen möchte ich Ihnen nun einige yogische Tipps zur Stärkung des Immunsystems vorstellen:

Zungenbürsten

Über Nacht sammeln sich Schleim und Bakterien auf der Zunge an, besonders in den Hautnischen auf dem hinteren Zungenrücken. Dies zeigt sich oft an einem weißlichen oder gelblichen Belag. Bakterien bauen Eiweiße ab, die sowohl aus der Nahrung, aber auch von entzündlichen – mitunter unentdeckten – Prozessen in der Mundhöhle stammen, wie Zahnwurzelentzündungen, Karies oder Parodontitis. Dieser nächtliche Gärungsprozess verursacht unter anderem Mundgeruch, gegen den Zähneputzen allein zumeist nichts ausrichtet. Schluckt man den „Mukus", die zähflüssige organische Absonderung auf der Zunge, einfach hinunter, muss der Körper diesen mühsam wieder abbauen.

Yogis empfehlen daher, die Zunge morgens zwei Minuten zu **Zwei Minuten täglich Bakterien auf der Zunge „wegschrubben"** schrubben. Bei wem das Würgreiz auslöst, der sollte die Augen dabei schließen – man spürt den Reiz und das Kitzeln so weniger. Auch spezielle Zungenschaber helfen, den bakteriellen Belag vom Zungenrücken zu lösen. Nachdem Sie Zähne und Zunge gereinigt haben, sollten Sie ein großes Glas lauwarmes Wasser trinken.

Yogische Wassertherapie

Schon Kneipp wusste, dass Wasseranwendungen die Abwehrkräfte stärken. Der bayerische Priester und Hydrotherapeut machte die Wasserkur bekannt und gab ihr seinen Namen, obwohl diese Art der Therapie eigentlich schon viel älter ist.

Im Yoga ist sie unter dem Namen „Ishnaan" bekannt und funktioniert folgendermaßen: Jeden Morgen reibt man den gesamten Körper mit einem naturreinen Öl ein, vorzugsweise mit Mandelöl. Dann stellt man sich unter die Dusche und beginnt, den Körper nach und nach kühl bis kalt abzuduschen. Beginnen Sie mit dem rechten Fuß und Bein, dann sind das linke Bein, der rechte und der linke Arm dran, bevor Sie zu Bauch, Brust und Rücken übergehen. Wichtig ist, dabei den Körper kräftig zu reiben und so lange zu massieren, bis die Haut prickelt und die Kälte des Wassers nicht mehr als unangenehm **Kalte** empfunden wird. Sie können auch Gesicht und **Duschen** Kopf mit einbeziehen, dort natürlich zarter massie- **regen die** ren. Danach trocknen Sie sich ab und schlüpfen **Entgiftung an** schnell in warme Kleidung.

Die tägliche kalte Dusche regt die Durchblutung an und senkt den Blutdruck der inneren Organe. Sie stärkt das Nervensystem und unterstützt die Entgiftung über die Haut. Menschen, die Ishnaan über längere Zeit durchführen, berichten auch, dass sich Allergien deutlich gebessert haben. In der Schwangerschaft und Stillzeit sowie während der Menstruation sollten Sie allerdings auf Ishnaan verzichten, ebenso bei fiebrigen Erkrankungen. Ishnaan ist eine Wassertherapie, keine Reinigungsdusche – zum Haarewaschen dürfen Sie nach wie vor warmes Wasser verwenden.

Nasenspülung

Nasenspülungen werden seit Jahrtausenden angewandt, um die Nasenschleimhaut zu reinigen und widerstandsfähiger zu machen. Die Technik kommt aus dem Ayurveda. Bei täglicher Anwendung unterstützt die Nasenspülung die natürliche Schutzfunktion der Nase und befreit sie von Staubpartikeln und Krankheitserregern. Trockene Nasenschleimhäute werden befeuchtet und sind dadurch weniger anfällig für Krankheitserreger. Nasenduschen beugen Erkältungen vor, helfen bei Pollen-, Hausstaub- und Schimmelpilzallergien sowie bei starker Staubbelastung, ebenso bei Nasennebenhöhlen-Entzündungen und sogar bei Schnarchneigung.

Nasenspülungen befreien von Krankheitserregern

Insgesamt stärken Nasenspülungen das Immunsystem und verbessern das Wohlbefinden. Die medizinische Wirkung der Nasenspülung ist mechanischer Natur: Festsitzende Sekrete, Viren, Bakterien oder Allergene werden von den Nasenschleimhäuten gespült.

Am angenehmsten ist eine Spülung mit einer lauwarmen isotonischen Kochsalzlösung, man kann aber auch normales Leitungswasser mit ein wenig Salz nehmen. Isotonische Salzlösungen gibt es fertig in der Apotheke zu kaufen. Im Handel sind Nasenkännchen (Neti) erhältlich, die das Spülen erleichtern, meist Porzellankännchen mit einer längeren Tülle. Zum Spülen beugen Sie sich über das Waschbecken, neigen den Kopf zur linken Seite und setzen die gefüllte Nasendusche an das rechte Nasenloch an. Heben Sie das Kännchen, bis Wasser in die Nase fließt. Wenn Sie den Mund dabei leicht öffnen, schließt sich das Gaumensegel und die Salzlösung fließt durch das linke Nasenloch hinaus. Wiederholen Sie das mit dem anderen Nasenloch. Man kann auch einfach (Salz-)Wasser aus der hohlen Hand „hochziehen".

Schwitzen und Lachen

„Zwei Dinge solltest du täglich tun: einmal lachen, einmal schwitzen", riet Yogi Bhajan. Lautes Lachen regt die Thymusdrüse an, massiert das Zwerchfell und lässt Glückshormone im Blut zirkulieren. Und wenn Ihnen mal nicht nach Lachen zumute ist, reicht schon das bewusste Hochziehen der Mundwinkel zum Lächeln. Durch diese Gesichtsmuskelbewegung wird das Gehirn dazu angeregt, Endorphine auszuschütten. Endorphine sind Glückshormone, die körperliche und seelische Schmerzen verringern und das Wohlbefinden steigern. Gute Laune wiederum wirkt sich stärkend auf das Immunsystem aus.

Lachen Sie und stärken Sie dadurch Ihr Immunsystem

Ins Schwitzen kommt man am besten durch Bewegung wie Ausdauersport oder dynamische Yogareihen. Körperliche Aktivität von einer halben Stunde alle zwei Tage trainiert das Herz-Kreislaufsystem und regt die Immunabwehr an.

53

Auch Saunabesuche trainieren das Immunsystem: Durch die hohe Umgebungstemperatur wird ein künstliches Fieber erzeugt. Die Körpertemperatur steigt auf bis zu 39 Grad, das Herzzeitvolumen – das Volumen des Blutes, welches in einer Minute vom Herz durch den Blutkreislauf gepumpt wird – verdoppelt sich. Nach jedem Saunagang ist Abkühlung wichtig. Neben einem kühlen Luftbad von zwei bis fünf Minuten empfehlen sich kalte Schlauchgüsse oder Schwallbrausen, beginnend bei den Händen und Füßen. Danach sollten Sie sich Ruhe gönnen.

Siebenkräuterpulver

Dieses Naturheilmittel geht zurück auf den 1845 geborenen Bertrand Heidelberger. Heidelberger vermutete, dass in erster Linie Schleim der Auslöser für viele Erkrankungen ist. Schleim entsteht bei der Verdauung und verunreinigt erst Magen und Nieren, **Es ist wichtig,** später weitere innere Organe. Er wird im Körper von **den Körper** den Schleimdrüsen abgesondert. Man findet ihn im **zu reinigen** Speichel- und Magensekret, in der Galle, im Lungen- **und zu** und Bronchialbereich sowie im Urogenitaltrakt. **entschlacken** Heutzutage nennt man dies auch Schlacken, und es gibt eine Vielzahl an Rezepten zur Entschlackung.

Der Körper produziert täglich etwa ein Gramm Abfallstoffe. Schleim hat eine Schutz- und Transportfunktion, dient als Gleitschicht, und mit seiner Hilfe werden Giftstoffe gebunden. Die schleimgebundenen Abfallstoffe werden in größerer Menge im

Körper gelagert, und es ist wichtig, sich ihrer zu entledigen. Heidelberger entwickelte eine Mixtur aus sieben pulverisierten bitteren Heilkräutern, die nebenwirkungsfrei hilft, Schleim abzubauen und das Blut zu reinigen. Außerdem werden Stoffwechsel und Verdauung angeregt und Leber und Niere entlastet. Das Siebenkräuterpulver ist im Reformhaus erhältlich und besteht aus Wermut, Schafgarbe, Wacholder, Fenchel, Anis, Kümmel und Bibernelle. Diese Bitterstoffe sind in der Nahrung nur in geringer Menge enthalten. Bitterstoffe regen die **Bitterstoffe** Basenbildung im Organismus an und wirken damit **regen die** einer Übersäuerung des Körpers entgegen. Sie un- **Basenbildung** terstützen bei Verdauungsstörungen, Darmparasi- **an** ten und Darmpilzen und bekämpfen Völlegefühl nach Mahlzeiten.

Das bitter schmeckende Pulver sollte man morgens nüchtern und abends vor dem Schlafengehen einnehmen: jeweils eine Messerspitze oder einen halben Teelöffel voll im Mund gut einspeicheln und Wasser nachtrinken. Geschmacklich gewöhnungsbedürftig, hilft es bei dauerhafter Einnahme, die Abwehrkräfte zu erhöhen und das Immunsystem zu stärken.

Trinken, trinken, trinken
Wasser

Die meisten Menschen trinken zu wenig. Wenn man Durst verspürt, ist bereits ein Wassermangel eingetreten. Damit die

Entgiftung funktioniert und der Körper nicht übersäuert, ist es unerlässlich, täglich zwei bis drei Liter stilles Wasser zu trinken. Am besten ist Mineralwasser ohne Kohlensäure oder – je nach Region – Leitungswasser, das in der Regel von hoher Qualität ist (im Zweifelsfall können Sie die Werte beim örtlichen Wasserversorger erfragen).

Um Leitungswasser zu energetisieren, kann man noch eine Mischung aus verschiedenen Halbedelsteinen wie Rosenquarz, **Werten Sie** Amethyst, Aventurin, Calcit, Bergkristall und Jade **Ihr Leitungs-** hinzufügen. Entsprechende Wassersteinmischun- **wasser ener-** gen sind im Internet oder in esoterischen Läden er- **getisch auf** hältlich. Wenngleich die wissenschaftliche Wirkung nicht bewiesen ist, berichten viele Menschen von einem angenehmeren, sanften Geschmack.

Besonders in der kalten Jahreszeit empfehlen Yogis zur Immunstärkung, einen Tag pro Woche ausschließlich warmes Wasser zu trinken. Dieser Fastentag wirkt entschlackend, gewichtsreduzierend und verdauungsfördernd.

Ingwerwasser

Ingwer hat eine gesundheitsfördernde Wirkung, es erwärmt den Körper und macht die Schleimhäute widerstandsfähiger gegen Viren und Bakterien. Ingwerwasser stellen Sie am besten jeden Tag frisch her: Ein etwa drei Zentimeter großes, geschältes Stück Ingwerwurzel in Scheiben schneiden und in einem Liter Wasser zwanzig Minuten bei geringer Hitze kochen. Im Winter trinken Sie das Ingwerwasser heiß, im Sommer kalt.

Yogi-Tee

Die spezielle, überlieferte Gewürzmischung des Yogi-Tees gibt es mittlerweile in verschiedenen Abwandlungen. Die Original-rezeptur des klassischen Yogi-Tees, nach Yogi Bha- **Der Tee stärkt** jan, ist am besten, um Erkältungen vorzubeugen. Er **von innen** enthält keinen schwarzen Tee, sondern besteht aus einer Ge-würzmischung aus Zimt, Kardamom, Ingwer, Nelken sowie schwarzem Pfeffer. Obwohl Teebeutel eine schnelle Alternative darstellen, ist der im offenen Topf aus einer losen Mischung gekochte Tee besonders wirksam. Man kann ihn mit Milch und Honig abschmecken oder pur trinken. Yogi-Tee ist ein mildes Stimulans und kann in Zeiten drohender Grippe in größeren Mengen getrunken werden. Wenn Sie bereits erkältet sind, hilft es, wenig Nahrung zu sich zu nehmen und stattdessen zwei Kannen Yogi-Tee täglich zu trinken.

Immunstärkende Nahrungsmittel

Äpfel

„An apple a day keeps the doctor away", sagt ein englisches Sprichwort. Auch Yogis schwören auf den täglichen Apfel – mög-lichst aus Bioanbau und heimischen Gefilden –, da er eine reini-gende Wirkung hat.

Knoblauch

Morgens, mittags und abends drei Teelöffel frischen, gepellten und kleingeschnittenen Knoblauch zu essen, erhöht die Immunabwehr immens. Dazu sollten Sie viel Wasser trinken. Sie können den Knoblauch auch auf Reiswaffeln mit etwas Öl zu sich nehmen.

Weintrauben

Weintrauben sind gut für die Blutreinigung und Blutbildung. Sie enthalten viel Vitamin C, Magnesium und Kalium, sind gut verdaulich und haben einen leicht abführenden Effekt. **Weintrauben sind Vitamin- und Mineralstofflieferanten** Die Schale dieser uralten Kulturpflanze, die zu den Königsgewächsen der natürlichen Vorsorge gehört, enthält Resveratrol. Wie der Pflanzenstoff Penizillin, mit dem sich manche Pflanzen gegen Bakterien schützen, bewahrt Resveratrol den Weinstock vor schädlichen Pilzen. Beim Menschen steigert Resveratrol die Immunität gegen Krebserreger und schützt das Herz-Kreislauf-System. Eine reine Weintraubendiät entgiftet den gesamten Körper, reinigt das Blut und kann chronische Krankheiten heilen. Allerdings sind viele im Supermarkt erhältliche Früchte stark belastet, sodass man nur Trauben aus kontrolliertem Bioanbau essen sollte. Die meisten der mehr als 100 Immunschutzstoffe in Weintrauben stecken auch in Rosinen. Täglich ein Esslöffel Rosinen steigert die Immunabwehr.

Joghurt

Die positiven Wirkungen der Milchsäurebakterien im Joghurt auf den menschlichen Körper sind seit Langem erwiesen. Naturbelassener Bio-Joghurt ist ein natürliches Reinigungsmittel für Magen und Darm. Er neutralisiert Säure und regeneriert die Darmflora – besonders wichtig ist dies nach der Einnahme von Antibiotika. Studien zeigten, dass die Abwehrkräfte durch lebende Milchsäurebakterien gestärkt werden können. Wer diesen Effekt nutzen will, sollte täglich 125 Gramm probiotischen Joghurt, Kefir oder Ähnliches mit lebenden Kulturen essen.

Petersilie

Petersilie ist reich an Mineralien, besonders an Eisen, Karotin, Kalzium, Kalium. Sie enthält ätherisches Öl, Cumarine, Flavonoide und die Vitamine A, C und E. Sie wirkt gegen Leber- und Gallenbeschwerden, ist blutbildend und stark harntreibend und hat daher Heilwirkung bei Blasen- und Nierensteinen. Der Saft dieser Pflanze **Petersilie besitzt heilende Eigenschaften** besitzt wertvolle Eigenschaften, die für den Sauerstoffwechsel und für die Funktion von Nebennieren und Schilddrüse notwendig sind. Wegen seiner nierenanregenden Wirkung empfiehlt sich frischer Petersiliensaft bei leichten Entzündungen der ableitenden Harnwege. Er eignet sich zur Entgiftung und zur Behandlung von Nierengrieß, der Vorstufe von Nierensteinen. Erhältlich ist Petersiliensaft im Reformhaus.

Literatur

Atma Singh Khalsa und Guruprem Kaur Khalsa: *A Year with the master, Meditationen aus dem Jahr 2000*. Yoga Gems, Santa Cruz, USA 2001.

Harbhajan Singh Khalsa: *Survival Kit,* KRI, USA 1980.

Harbhajan Singh Khalsa: *Yoga for Health and Healing,* KRI, USA 1998.

Harbhajan Singh Khalsa: *Praana, Praanee Praanayam, Kundalini Yoga as taught by Yogi Bhajan, Meditations for the new Millennium.* KRI, USA 2006.

Harbhajan Singh Khalsa: *The Ancient Art of Self-Healing,* KRI, Oregon, USA 1982.

Yogi Bhajan: *Körperliche Weisheit – Physical Wisdom. Kundalini Yoga, wie es von Yogi Bhajan gelehrt wird.* KRI, USA 1994.

Keeping up with Kundalini Yoga, KRI, USA 1980.

The Aquarian Teacher, level one, Yoga Manual, KRI, USA 2007.

S.S. Vikram Kaur Khalsa and Dharm Darshan Kaur Khalsa: *Specific applications. From the teachings of Yogi Bhajan.* Yoga Technology Press, USA 1987.

Quellenverzeichnis

Übungsreihe zur Stärkung der Abwehrkräfte (S. 17 ff.): *Keeping up with Kundalini Yoga.*
Reinigungsatem Sitali Pranayam (S. 31): *Praana, Praanee Praanayam.*
Inneren Ärger verbrennen und das Immunsystem stärken (S. 32/33); Nerven- und Drüsensystem ins Gleichgewicht bringen (S. 34/35): *Prana, Pranee, Pranayam.*
Meditation, um Selbstheilungskräfte anzuregen: *Survival Kit*
Die Lungenkapazität erweitern (S. 35/36); Die Lymphdrüsen anregen (S. 41/42): *The Aquarian Teacher.*

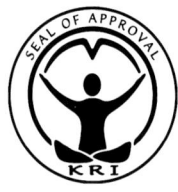 Dieses Buch trägt das Anerkennungssiegel des KRI, das nur an solche Produkte vergeben wird, die durch das *Kundalini Research Institute* überprüft und in den Teilen anerkannt werden, die die Technologie des Kundalini Yoga und des 3HO-Lebensstils beinhalten, wie sie durch Yogi Bhajan gelehrt werden.

Folgende Instruktionen der Meditationen stammen aus einem Buch, das nicht von KRI geprüft wurde:
Die Nebenschilddrüsen stimulieren
Die Leber entgiften
Die Milz stärken
Das Blutbild verbessern

Die Autorin

Kerstin Leppert ist Kundalini Yoga Lehrerin, leitet Yogakurse und gibt Einzelunterricht bei speziellen Problemen und Krankheiten. Außerdem arbeitet sie als Redakteurin, Pressereferentin und freie Journalistin und veröffentlichte neben Kurzgeschichten und Lyrik in Anthologien und Literaturzeitschriften auch mehrere Gedichtbände. Die Mutter zweier Kinder ist verheiratet und lebt in Hamburg.

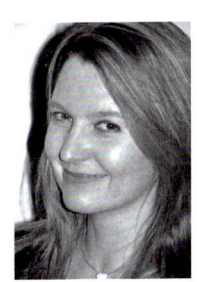

© privat

Im Nymphenburger Verlag erschienen bisher von ihr „Das Erste-Hilfebuch bei Liebeskummer – Mit Yoga das Herz heilen" und „Nie mehr Stress – Gelassen und entspannt durch den Alltag mit dem Yoga-Relax-Programm". Weitere Informationen über ihre Arbeit erhalten Sie unter www.yogaundpilates.de sowie unter www.gedichte-pur.de.

Kompetente
Ratgeber
Praktische
Hilfe

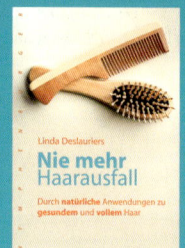

Linda Deslauriers
Nie mehr Haarausfall
Durch natürliche Anwendungen zu gesundem und vollem Haar

ISBN 978-3-485-01123-5
64 Seiten, farb. Abb

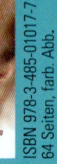

Jürgen A. Doll
EFT Emotional Freedom Techniques
Die verblüffend einfache Methode zur Lösung von Blockaden und Beschwerden aller Art

ISBN 978-3-485-01017-7
64 Seiten, farb. Abb

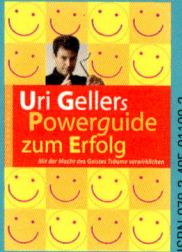

Uri Gellers Powerguide zum Erfolg
Mit der Macht des Geistes Träume verwirklichen

ISBN 978-3-485-01108-2
64 Seiten, farb. Abb

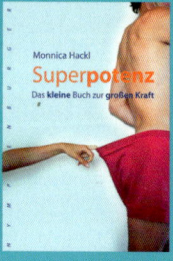

Monnica Hackl
Superpotenz
Das kleine Buch zur großen Kraft

ISBN 978-3-485-01110-5
64 Seiten, farb. Abb

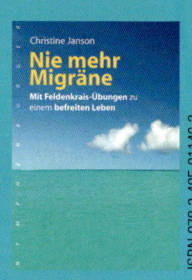

Christine Janson
Nie mehr Migräne
Mit Feldenkrais-Übungen zu einem befreiten Leben

ISBN 978-3-485-01140-2
64 Seiten, farb. Abb

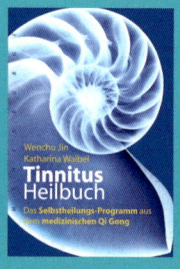

Wencho Jin
Katharina Waibel
Tinnitus Heilbuch
Das Selbstheilungs-Programm aus dem medizinischen Qi Gong

ISBN 978-3-485-01139-6
64 Seiten, farb. Abb

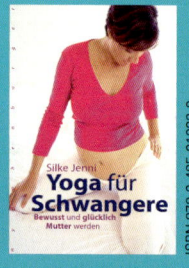

Silke Jenni
Yoga für Schwangere
Bewusst und glücklich Mutter werden

ISBN 978-3-485-01032-0
64 Seiten, farb. Abb

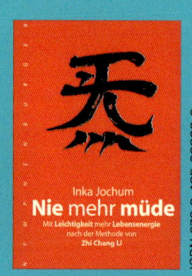

Inka Jochum
Nie mehr müde
Mit Leichtigkeit mehr Lebensenergie nach der Methode von Zhi Chang Li

ISBN 978-3-485-00896-0
64 Seiten, farb. Abb

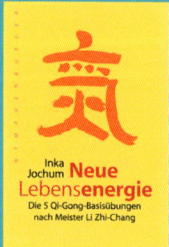

Inka Jochum **Neue Lebensenergie**
Die 5 Qi-Gong-Basisübungen nach Meister Li Zhi-Chang

ISBN 978-3-485-01048-1
64 Seiten, farb. Abb

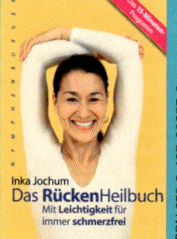

Inka Jochum
Das RückenHeilbuch
Mit Leichtigkeit für immer schmerzfrei

ISBN 978-3-485-00857-0
56 Seiten, farb. Abb

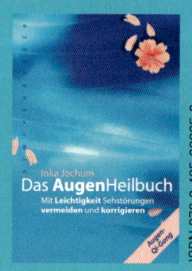

Inka Jochum
Das AugenHeilbuch
Mit Leichtigkeit Sehstörungen vermeiden und korrigieren

ISBN 978-3-485-00925-6
56 Seiten, farb. Abb